AF375794

PRÉCIS

MÉDICAL ET CURATIF

DES MALADIES ÉRUPTIVES,

CATHARRALLES SIMPLES, PUTRIDES-MALIGNES

ET MALIGNES-PESTILENTIELLES,

Connues sous le nom de *la Rose épidémique*, qui regnent dans le Département de la Meuse.

Par Jean-Pierre *HARMAND-MONTGARNY*, Docteur en Médecine en l'Université de Montpellier, Médecin des deux Hôpitaux Civils & de Charité & du Conseil gratuit de Santé de la Ville & Canton de Verdun, Correspondant de la Société Nationale de Médecine de Paris, & Commissaire National pour le Traitement des Épidémies & pour la Salubrité publique au Département de la Meuse.

Juin 1793, l'an 2 de la République Française.

A VERDUN,

DE L'IMPRIMERIE DE CHRISTOPHE.

Qui que tu ſois! Si tu exerce l'art de guérir, ſouviens-
toi que tous les hommes ſont tes freres, & que toujours
ils doivent trouver dans ton cœur le ſentiment profond
des maux qui les obligent à recourir à tes ſoins. *Hic ſi
non ardet ſenſus, væ tibi! Ars & patria te denegant.*

PRÉCIS

MÉDICAL ET CURATIF

DE LA *ROSE ÉPIDÉMIQUE*

Qui regne dans le Département de la Meufe.

LE Confeil général du Département de la Meufe m'ayant chargé, conjointement avec mon collegue (*a*), par arrêté du 18 Mai dernier, de conftater quelles font les caufes des maladies qui fe manifeftent dans les Diftricts de St. Mihiel, Étain, Clermont, Verdun & Montmédi, & d'indiquer les moyens pour en arrêter les effets, dans une méthode applicable, tant aux citoyens indigents, qu'aux autres individus, & enfin de furveiller, fous le rapport de la falubrité publique, tout ce qui intéreffe la fanté des habitants des Diftricts fufnommés, j'ai cru devoir publier de fuite ce Précis, dont j'avois déja raffemblé les principaux matériaux, à l'effet de remplir plus promptement & plus efficacement les intentions fages & bienfaifantes de l'Adminiftration de Département.

Puiffent les traits fous lefquels je vais dépeindre la filiation & la gravité des fymptômes de la nouvelle épidémie, faire naître affez de défiance contre leurs attein-

---

(*a*) Le Citoyen *Brion*, Médecin de St. Mihiel.

tes, pour engager tous les citoyens à se prémunir d'avance de tout ce qui est néceffaire pour en prévenir, arrêter ou diminuer les fâcheux effets, afin d'échapper aux coups funeftes qu'ils préparent à ceux qui en font frappés avec toute l'intenfité de leurs caufes!

Puiffent notre zele, notre dévouement & notre furveillance toujours active dans tout ce qui concerne la miffion honorable, pénible & dangereufe dont nous fommes chargés, & dans toute circonftance où il s'agira de porter les fecours de notre art à nos freres fouffrants, infpirer, dans les moyens que nous propofons & dans les confeils que nous donnons, dont une heureufe expérience nous a affuré le fuccès, toute la confiance qu'il convient d'avoir pour en obtenir les précieux avantages!

On trouvera, dans cette hiftoire médicale & curative, des notions précifes & exactes fur ce qu'il importe particuliérement de connoître touchant la nature générale & particuliere, & le traitement curatif & préfervatif, des maladies régnantes, connues fous le nom générique de *Rofe épidémique*.

Sous différents titres, on remarquera, 1°. le caractere commun de la Rofe épidémique; 2°. l'hiftoire de fes caufes; 3°. celle de fes fymptômes, variétés, complications & dégénérations; 4°. le fommaire des augures fâcheux ou finiftres; 5°. un précis fur le régime des malades & fur les curatifs généraux; 6°. un autre fur les curatifs des fymptômes, variétés, complications & dégénérations; 7°. des avis fur le régime des convalefcents; 8°. fur les préfervatifs généraux; 9°. fur les préfervatifs locaux; 10°. des corollaires fur le traitement en général de l'épidémie; 11°. le formulaire des

(5)

remedes indiqués & éprouvés avec succès dans la cure de la Rofe épidémique; 12°. enfin le réglement pour la diftribution & l'emploi des remedes, & pour le fervice des Officiers de fanté de cantons ou d'arrondiffements.

CARACTERE DE L'ÉPIDÉMIE.

I. Les maladies actuellement régantes (a) dans les Diftricts de St. Mihiel, Étain, Clermont, Verdun & Montmédi, avec caractere d'épidémie, font effentiellement catharralles, éruptives. *Catharralles*, parce que les glandes muqueufes, & fur-tout celles de la gorge, de la bouche, la menbrane pituitaire, la poitrine, la

---

(a) Ce n'eft pas feulement dans le Département de la Meufe que regne la Rofe épidémique : elle eft répandue dans les Diftricts de Longwy & de Grandpré, & fur la frontiere ennemie, dans les Communes qui avoifinent le Diftrict de Montmédi. C'eft encore la même maladie qui ravage depuis long-temps le pays de Luxembourg, où on lui a donné, avec affez jufte raifon, le nom de pefte. Enfin, c'eft la même maladie qui avoit déja fait un grand nombre de victimes des deux fexes & dans la force de l'âge, dans la Commune de Haudiomont, Diftrict de Verdun, lorfque je reçus l'ordre du Directoire d'y porter des fecours prompts, fecours dont on trouvera tous les détails ci-aprés, & dont l'adminiftration confiée, fous ma furveillance, aux foins du Citoyen *Jafmes*, Officier de Santé de l'arrondiffement, a eu les plus éclatants fuccès, fur plus de cent malades qui étoient attaqués des mêmes fymptômes que ceux qui venoient de périr. Les mêmes moyens ont eu par-tont les mêmes fuccès dans le Département.

tête & les articulations font plus ou moins affectées pendant le cours defdites maladies. *Éruptives*, parce que la prefque totalité de ceux qui ont été atteints de l'épidémie ont éprouvé diverfes éruptions à la peau, foit pendant, foit après la maladie.

II. La Rofe eft jointe à une fievre catharralle fimple, fouvent à une fievre aiguë-continue, putride-maligne, & plus fréquemment encore à une fievre remittente-maligne-peftilentielle. *Hæmitritæus peftilens.*

Causes de l'Épidémie.

III. *L'infalubrité de l'air.*

Depuis la premiere invafion de l'ennemi fur le territoire de la République, nos campagnes ont été jonchées de cadavres d'hommes, de chevaux & de beftiaux de différentes efpeces. L'enfouiffement en avoit été ordonné après la retraite des Pruffiens, mais il a été fi mal exécuté en plufieurs endroits, que la plupart de ces cadavres ont eté bientôt découverts, par les atteintes des animaux carnivores, par les pluies, par la gelee & par le labour des terres.

Mais, depuis ces premiers enfouiffements, d'autres cadavres ont été jetés fur le fol, où ils font demeurés tout-à-fait à découvert, durant l'hiver & le printemps, aux environs de plufieurs Communes. Ce font particuliérement ceux des beftiaux qui font péris par une fuite des fatigues exceffives qu'ils avoient éprouvées en faifant les charrois des armées, ou par défaut de nourriture fuffifante, par la mauvaife qualité, la rareté ou le manque abfolu des fourrages dans les lieux qui ont été occupés par l'ennemi.

D'un autre côté, des immondices de toutes efpeces, & fur-tout des excréments humains, des fumiers pourris de différents animaux, des boues imprégnées de fang & de dépouilles d'animaux en putréfaction, font reftés amoncelés dans plufieurs Communes, au milieu des rues & autour des habitations, depuis plufieurs mois, fans doute par défaut de moyens de les faire enlever, ou par trop peu d'attention & de furveillance de la part de la police locale.

On conçoit que ces différents foyers putrefcents, multipliés a l'infini dans la partie du Département de la Meufe qui a été envahie, n'ont pu que répandre depuis long-temps dans l'athmofphere qu'on y refpire une quantité prodigieufe d'exhalaifons méphitiques & putrides : exhalaifons qui font devenues néceffairement plus abondantes & plus nuifibles depuis que la chaleur & la féchereffe du printemps ont précipité la décompofition des corps ou matieres qui les produifent, & depuis que les vents de l'équinoxe les ont difféminés avec plus de force.

IV. *L'infolation fubite des corps*, pendant un printemps fec & venteux & fouvent très-chaud, après plufieurs faifons dont la conftitution avoit été conftamment froide & humide, & pendant lefquelles les intranfpirations avoient été fréquentes.

V. *La mauvaife difpofition des humeurs*, acquife, foit par les effets d'une nourriture mal-faine, foit par le trouble qui naît des affections vives & douloureufes de l'ame, foit enfin par les levains ou refidus de l'épidémie d'automne.

On doit ranger particuliérement ici, fous la premiere

claſſe, l'uſage du pain formé avec des farines avariées & gâtées : telles ſont la plus grande partie de celles qui ont été abandonnées en pluſieurs endroits, dans la retraite de l'ennemi, ſur la fin de l'année derniere. Les malheurs des temps on été cauſe ſans doute que la claſſe indigente, à la ville & à la campagne, en a fait ſa nourriture, tandis qu'elle ne convenoit qu'aux beſtiaux.

VI. *L'inſertion contagieuſe.* Il paroît que les miaſmes ſeptiques & contagieux de la Roſe épidémique ont particuliérement propagé leurs effets dans la direction du nord au ſud, & à l'eſt.

Symptômes.

Variétés, complications, dégénérations de la Roſe épidémique.

Invaſion.

VII. Quel que ſoit le type de la fievre qui accompagne le développement de la Roſe, la maladie s'annonce aſſez généralement par la perte de l'appétit, l'ennui, la triſteſſe, l'inſomnie, les teintements d'oreilles, des légers vertiges, une ivreſſe momentanée ou des ſaiſiſſements; par une légere tenſion douloureuſe à l'endroit des fauſſes côtes, & qui s'étend enſuite de la région épigaſtrique aux autres parties du bas-ventre; par une proſtration de forces qui a lieu dans toute l'habitude du corps, avec des douleurs profondes, plus ou moins aiguës & brûlantes, à la tête & autour des reins.

Il ſurvient bientôt un friſſon, qui reparoît pluſieurs fois dans le jour : le pouls eſt petit, fréquent, déprimé, & rarement plein & dur. La peau eſt brûlante, ſans
être

être seche, souvent même elle est moite. La bouche est pâteuse, nauseuse, & cependant la langue est d'un rouge vif. La couleur du visage est exaltée, sur-tout au soir : les yeux sont allumés : quelquefois il y a enchifrement, toux catharrale, oppression à la poitrine.

On éprouve des défaillances, des anxiétés aux précœurs, suivies souvent de syncopes, & quelquefois par un vomissement de bile erugineuse ou verdâtre, mélée de glaires ou saburres épaisses : ces matieres font tellement âcres, qu'elles causent ordinairement beaucoup de chaleur, & même de la douleur au creux de l'estomach & à la gorge.

Les urines font à peu près dans l'état naturel, ou tout a fait crues & semblables à de l'eau destillée, sans odeur & sans dépôt : plus rarement elles font ardentes & troubles : au lieu du vomissement, il y a quelquefois une diarrhée simple, de matieres légéremnt teintes, peu abondantes, & qui causent bientôt de l'irritation & de la douleur au fondement par leur acreté : cette diarrhée est chez quelques sujets, précédée de coliques violentes autour du nombril, comme dans la dyssenterie.

Soit que l'une ou l'autre de ces évacuations spontanées aient lieu, il arrive fréquemment que les matieres font mêlées de vers ou de grumeaux grisâtres, durs & semblables à du caillé qui passe à l'état de fromage. Ces grumeaux qui font des concrétions muqueuses, qu'on appelle glaires recuites, se rencontrent souvent dans le cours de la maladie.

Progression.

VIII. Après le premier jour, tous les symptômes d'invasion vij, se continuent à l'exception du vomissement

B

& de la diarrhée qui ceſſent quelquefois du deux au troiſieme jour.

On remarque bientôt que les alternatives de chaud & de froid qui ſe ſuccèdent dans l'habitude du corps, pendant le cours de la journée, ſont plus marquées, quoique le pouls ſoit à peine un peu plus élevé.

IX. Si la maladie eſt compliquée comme lorſque la Roſe eſt putride maligne ou peſtilentielle, il paroît peu de jours après l'invaſion d'autres ſymptomes ordinairement graves & d'autant plus allarmans qu'ils ſe trouvent pluſieurs, réunis aux premiers, qui en reçoivent plus d'intenſité, tels ſont :

La ſurdité, la toux convulſive, la reſpiration fréquente, laborieuſe, l'oppreſſion de la poitrine, & quelquefois même la péripneumonie; le mal de gorge, ou l'eſquinancie; l'égarement ou la perte de la vue, le changement ou l'abolition de la voix : l'engourdiſſement, la ſtupeur, l'enflure & même la paralyſie de quelques membres : la ſéchereſſe, la douleur & la rugoſité de la langue : la tuméfaction des glandes du col ou autres ; la confuſion, l'aberration des idées ou le délire : les convulſions, l'aſſoupiſſement comateux ou la léthargie ; une douleur pongitive intolérable entre les deux yeux, au deſſus du nez : l'enflure du bas-ventre : la ſupreſſion des urines ; les coliques violentes : la bouffiſſure du viſage ou l'emphyſeme de quelques autres parties du corps :: les vers.

X. On obſerve encore, mais ordinairement plus tard, des ſaignemens, des hémorrhagies plus ou moins conſidérables, par la bouche, par le nez, par les oreilles, par les yeux, par le fondement, par le voies

urinaires, & par l'uterus chez les femmes. En exa-
minant attentivement les points d'où fort ce fang toujours fereux, & quelquefois fetide & noir, on le voit
s'échapper par transudation à travers les pores ou par
des légéres érofions, fur-tout à la membrane pituitaire,
ou l'excrétion fe fait le plus ordinairement.

Ce fymptôme eft d'autant plus grave qu'il fe continue plus long-tems, & qu'il commence plutôt dans
la progreffion de la maladie. Il eft dans ces cas le figne
le moins équivoque de la prochaine diffolution putride
ou gangréneufe du fang, quand elle n'eft pas déja
prononcée.

XI. Pendant cette periode de la maladie, foit qu'elle
foit fimple ou compliquée, il s'établit à des époques in-
déterminées des moiteurs ou des fueurs plus ou moins
copieufes, qui précèdent & accompagnent la fortie de
la Rofe : plus ces fymptômes arrivent de bonne heure,
plutôt auffi fe montre l'affection muqueufe, & *vice versâ.*
États.

XII. Vers le cinq ou fixieme jour après l'invafion de
la maladie, quelquefois plutôt, & très-fouvent plus tard,
on voit paroître, au milieu des moiteurs ou fueurs, les
fymptômes extérieurs & fenfibles de la Rofe. C'eft alors
que l'affection muqueufe paroît avec les caracteres heureux ou finiftres qui en fignalent les variations fpécifi-
ques & les nuances fymptomatiques.

La Rofe fe reconnoît ou par une éruption à la peau
de milliaire, difcrette ou confluente, maculée ou véfi-
culaire; ou par des pétéchies fimples ou pourpreufes; ou
par la fluxion, ou par le bubon des glandes du col &
autres. Ces diverfes affections font ordinairement ifolées,

mais quelquefois elles se trouvent plusieurs réunies chez un même malade.

XIII. *La milliaire discrete* paroit sous la forme de petits points rouges qui, en s'élevant plus ou moins, constituent des pustules de différentes grosseurs : elles se répandent réguliérement dans toute l'habitude externe du corps, & principalement à la poitrine, au col, au bas-ventre, aux fesses & aux bras. L'éruption dure pendant sept jours, & c'est alors que la milliaire est parvenue à son état : elle est accompagnée de demangeaisons vives.

XIV. *La milliaire confluente* fait son éruption de la même maniere que la discrete, dont elle est distinguée en ce que ses pustules sont d'un rouge plus foncé, & sont distribuées par placards ou par trainées.

XV. *La milliaire maculée* n'est autre chose que la milliaire discrete ou confluente, parsemée de taches d'un brun livide ou noires, comme des ecchymoses ou meurtrissures. Les pustules sont ordinairement plus grosses & saignent quelquefois au moindre frottement : elles sont pestilentielles. Rarement l'éruption s'acheve en sept jours, & lorsque la maladie doit tourner mal, ce qui arrive le plus souvent, elle se continue jusqu'à la mort.

XVI. *La milliaire vésiculaire* ou *christalline* ressemble parfaitement à l'une ou à l'autre des deux premieres xiij-xiv, quant à la forme & à la disposition des pustules; mais elles en different essentiellement par leur couleur.

La Rose christalline est formée de petites vésicules ou phlyctenes remplies d'une humeur séreuse, diaphane, limpide comme de l'eau. Quand on passe légérement la main sur ces vésicules, elles se rompent & mouillent les doigts comme si on avoit touché de l'eau. Elles font pestilentielles & toujours mortelles. L'éruption dure plusieurs jours & ne cesse qu'à l'approche de la mort. On les appelle en quelques endroits *pourpre blanc*.

XVII. *Les pétéchies simples* font d'un rouge vif, & ressemblent assez à des piqures de puces ou de cousins, & quelquefois à ces efflorescences qui naissent de l'application des orties sur la peau. Elles durent rarement vingt-quatre heures, à moins qu'elles ne se changent en érysipele : presque jamais elles ne font répandues sur tout le corps. On les remarque communément distribuées par faisceaux, particuliérement au visage, aux yeux, au col, aux seins, aux aines & aux parties naturelles.

XVIII. *Les pétéchies pourpreuses* font comme les premieres, mais d'un rouge plus obscur, ou d'un jaune livide : d'ailleurs elles font disperfées par tout le corps. L'éruption continue plusieurs jours, mais elle est souvent interrompue : elles font mortelles.

XIX. *La fluxion des glandes* a lieu particuliérement autour du col, au dessous des oreilles & fous le bord de la machoire inférieure : plus rarement elle se porte ailleurs.

Dans la fluxion des glandes de la tête, souvent toute la face & les levres font tellement entreprises que le visage en est déformé. Il y a assez ordinairement des douleurs aiguës & lancinnantes dans l'intérieur de la bouche, & sur-tout à la voûte du palais, aux joues & aux amygdales. La fluxion parcourt cette période en neuf jours, rarement elle continue au delà : elle est toujours douloureuse.

XX. *Le bubon* occupe les mêmes glandes que la fluxion, dont il ne differe qu'en ce qu'il paroît sous la forme d'une tumeur dure, indolente, plus ou moins volumineuse & circonscrite. La peau qui le recouvre conserve d'abord sa couleur naturelle, mais bientôt elle prend une teinte jaune, & finit par devenir livide & tachetée de marques de meurtrissures. Le bubon est toujours pestilentiel, & plus la maladie est avancée, plus il s'affaisse promptement sans causer de douleur.

XXI. Quand la fievre qui accompagne la Rose est *catharralle simple*, la turgescence & l'inflagration des humeurs muqueuses se manifeste dès le cinq ou sixieme jour, & souvent même plutôt après l'invasion de la maladie vij, sous la forme de la milliaire discrete xiij, ou des pétéchies simples xvij, ou de la fluxion des glandes xix.

Pendant sa période, qui dure neuf jours, & qui se termine quelquefois plutôt, le pouls est élevé, plein & vite ; les urines deviennent ardentes, rares. Les yeux sont plus vifs : la langue devient pourpre : l'insomnie continue, la peau est seche & la chaleur du corps insupportable : quelques malades sont très-altérés, d'autres ne le sont pas.

XXII. Quand la fievre qui accompagne la Rose est *aiguë – continue*, *putride-maligne*, la turgescence & l'inflagration des humeurs muqueuses ne se manifestent gueres que du dixieme au quatorzieme jour, & souvent plus tard après l'invasion vij. On reconnoît ici la Rose, ou par une milliaire discrete xiij, mais plus souvent par la milliaire confluente xiv, ou par la fluxion des glandes xix : quelquefois aussi elle se forme en pétéchies pourpreufes xviij, ou en milliaire maculée xv : elle eſt alors mortelle.

Plus la Roſe paroît tard, au delà du terme fixé ci-deſſus, plus la maladie eſt longue & ſon prognoſtic douteux. Il n'eſt point rare de la voir ſe prolonger juſ-qu'au trentieme ou quarantieme jour.

Pendant ſa période, qui dure quelquefois douze jours, le pouls ne paroît pas beaucoup changé de ce qu'il étoit auparavant; il eſt ſeulement un peu plus vite & mol. La langue eſt limoneuſe, fort rembrunie & ſou-vent noire, épaiſſe : les yeux ſont battus : le viſage change ſouvent de couleur : la peau eſt moite & la cha-leur du corps tempérée : les ſueurs reparoiſſent de temps en temps : les évacuations ſont extrêmement fétides. S'il y a quelques-uns des ſymptômes graves x réunis dans cette maladie, ils varient beaucoup dans leur mar-che & dans leur tenue : quelquefois ils diſparoiſſent au point qu'on croiroit qu'ils ont ceſſé.

XXIII. Quand la fievre qui accompagne la Roſe eſt *rémittente - maligne ou peſtilentielle*, la turgeſcence & l'inflagration des humeurs muqueuſes ſe fait diverſement. Tantôt la Roſe paroît preſque en même temps que les pre-miers ſymptômes de l'invaſion vij, & d'autres fois du neuvieme au quatorzieme jour. Plutôt elle paroît, plus la maladie eſt grave ; & avant le ſeptieme jour, elle eſt le plus ſouvent mortelle.

Quand la Roſe eſt tardive, elle ſe conſtitue en mil-liaire diſcrette xiij, ou en milliaire confluente xiv. Quand elle ſe montre dans les ſix premiers jours, elle devient maculée xv ou chriſtalline xvj, & plus ordinairement bubon peſtilentiel xx.

Pendant la période , qui dure quelquefois moins de neuf jours, le pouls eſt foible, languiſſant, & ſouvent irrégulier. Les redoublements ſont ſenſiblement marqués matin & ſoir par un pouls plus élevé & dur, ſur-tout ſi la Roſe n'eſt pas de mauvais caractere.

La langue eſt d'un rouge vif ou pourpre : les yeux ſont très-ardents : la peau eſt ſeche, brûlante : les évacuations ont une odeur vineuſe ou fermentée : enfin il ſe trouve réuni à la maladie la grande majorité des ſymptômes fâcheux de progreſſion ix - x, & ils acquierent bientôt toute l'intenſité dont ils ſont ſuſceptibles.

Terminaiſons.

Jugement heureux. XXIV. *La terminaiſon heureuſe* de la Roſe épidémique ſe fait par le retour à la ſanté, à cauſe de la diſſolution abſolue & de l'anéantiſſement parfait de tous les ſymptômes qui forment l'affection éruptive ou *glandulée*, ou qui conſtituent la fievre qui l'accompage. Par exemple.

Si la Roſe eſt milliaire diſcrette ou confluente, les puſtules blanchiſſent, ſe deſſechent & tombent en pouſſiere ou furfuraces : la deſquammation de la peau doit être achevée complettement en ſix jours : ſi la milliaire eſt maculée, elle tourne en croûtes variolées, qui ſechent plus lentement. Cette terminaiſon eſt très-difficile & peu commune.

Si la Roſe eſt pétéchiale ſimple, les effloreſcences diſparoiſſent bientôt, ſans laiſſer aucunes traces de leur exiſtence ſur la peau : dans le cas où elle eſt devenue phlegmoneuſe & eryſipelateuſe, elle ſe termine quelquefois par une ſuppuration qui dure pluſieurs jours.

Si la Roſe eſt fluxionnaire, l'enflure du viſage & du

col

col se dissipe par un dégorgement de mucosités abondantes, qui se fait par le nez & par la bouche. Souvent
il sort, avec ces mucosités, des matieres purulentes,
fournies par des ulceres qui se sont formés dans l'intérieur de la bouche. Chez plusieurs personnes, ces ulceres
ont été si conséquents, à la langue, au voile du palais,
aux amygdales, qu'après la guérison, on voyoit en ces
endroits une cicatrice très-profonde : ce qui annonçoit
qu'il y avoit eu une très-grande déperdition de substan-
ces. Il y a des malades qui ont perdu la luette, d'autres
une amygdale, d'autres une portion du bout de la langue.

XXV. Quelle que soit la fievre qui se trouve réunie
à la Rose, elle est toujours jugée en même temps que
celle-ci ; &, à mesure que les symptômes de l'une s'ef-
facent, ceux de l'autre s'anéantissent. De la cessation
absolue des uns & des autres, naît l'état de convalescence, qui est souvent précédé d'une diarrhée plus ou
moins copieuse, ou d'un flux d'urines, ou d'un saigne-
ment par le nez.

La Rose épidémique, avec fievre catharralle simple,
se juge complettement & au plus tard dans douze jours,
si la crise judicatoire n'est pas troublée.

Dans la Rose épidémique, avec fievre putride-maligne, comme l'affection catharralle ou muqueuse se mon re
plus tard, & que d'ailleurs son développement se fait
plus lentement, parce qu'elle est entravée par la nature
de la fievre dont elle suit la marche, il arrive que la
maladie ne peut se juger définitivement avant le vingt
& unieme jour, & que souvent même elle se prolonge
jusques au quarantieme jour.

Dans la Rose épidémique, avec fievre maligne-pestilentielle, comme le développement du catharre reçoit du caractere même de la fievre qui l'accompagne, toute l'énergie & toute l'impulfion que celle-ci communique à fes fymptômes, il arrive que le jugement de la maladie, quel qu'il foit, ne paffe jamais le dix-neuvieme jour. Celui qui va jufqu'à cette époque, & qui ne dévance pas le treizieme jour, eft toujours heureux.

XXVI. Il réfulte que, dans la Rofe épidémique fimple, on doit entrer en convalefcence au plus tard dans douze jours ; dans la Rofe putride-maligne, au plutôt dans vingt & un jours ; & dans la Rofe maligne-peftilentielle, au plus tard dans dix-neuf jours.

Jugement de mort. XXVII. La diffolution putride gangréneufe eft le terme des différentes efpeces de Rofes xiii-xx, compliquées de fievres putride xxii ou peftilentielle xxiii, lorfque les fecours de l'art n'ont point été appliqués affez à temps, ou avec affez de fuccès pour empêcher la mort, qui furvient ou plutôt, ou plus tard, fuivant que la diathefe mortifere fe développe plus ou moins promptement dans les humeurs. Quelle que foit l'époque fatale où une mort toujours violente termine ces maladies, voici les premiers fymptômes qui expriment l'état malheureux & défefpéré des malades.

La diffolution putride & la diathefe gangreneufe font annoncées, 1°. par la couleur livide & noire des puftules dans la milliaire difcrete, confluente, maculée ; 2°. par les taches de pourpre ; 3°. par la lividité & l'affaiffement fubit du bubon ; 4°. par la formation de la milliaire chriftalline. Ajoutez à ces fignes l'extrême gravité que prennent en même temps les autres fymptômes qui font effentiels à la fievre, ou qui la compliquent.

C'eſt alors que l'aſſoupiſſement ſe change en une
ſtupeur dont on ne peut tirer les malades qu'avec beaucoup de peine ; & lorſqu'on eſt parvenu à les éveiller,
ſi on leur demande s'ils ſouffrent quelque part, ils ré-
pondent que non. Quelquefois ils veulent s'en aller,
bavardent pendant quelque temps, & retombent dans
leur léthargie. Chez quelques-uns, le délire devient
phrénétique & convulſif.

Le corps ſe couvre de ſueurs gluantes, les extrêmités
ſont froides & agitées aſſez ordinairement par un trem-
blement qui ſe communique bientôt à toutes les parties
du corps. Le bas-ventre eſt tendu, météoriſé & brûlant,
ſur-tout vers les hypochondres, à l'endroit même où
ſouffroient les malades dans les premiers jours de la
maladie.

Si l'expectoration avoit lieu précédemment, ſoit à
cauſe de toux, ou de fluxion de poitrine, elle ceſſe
tout-à-coup, & la reſpiration devient ſtertoreuſe. Les
gencives ſont gonflées, noircies, ainſi que la langue,
l'arriere-bouche, les dents & même les levres. La langue
eſt tremblante, & les malades ne peuvent ſouvent la
tirer hors de la bouche.

On ne peut plus rien faire avaler aux malades, ſoit
à cauſe de la grande conſtriction & de la douleur qu'ils
éprouvent ordinairement à cette époque à la gorge,
ſoit à cauſe de l'horreur que la plupart ont pour les
boiſſons : horreur que quelques-uns ont conſervée depuis l'apparition de la Roſe.

Le corps devient bouffi, mais particuliérement le
viſage, qui porte une couleur terreuſe. C'eſt principalement à cet inſtant que paroiſſent ou ſe renouvellent les

faignements ou hémorrhagies dont il eft queſtion ci-
devant x. Le pouls eſt extrêmement concentré, foible,
irrégulier, & prefque toujours tremblottant & intermit-
tent, avec foubrefaut, des tendons. De temps en temps
il difparoît tout-à-fait pendant quelques fecondes, &
même pendant une minute entiere. Les urines font ardentes & rares, brunes & fétides, & quelquefois de
couleur naturelle.

Les malades fe lâchent fous eux & rejettent, pendant
les derniers jours, des matieres qui répandent une odeur
cadavéreufe, les uns par le vomiffement, & les autres
par les felles. Enfin, ils chaffent aux mouches, rejettent ou roulent leurs draps, leurs couvertures ; ils
font quelquefois des efforts pour defcendre de leur lit.

Ils périffent, tantôt après une agonie longue & la-
borieufe, d'autres fois dans le calme de la gangrene
univerfelle fortement prononcée. Le corps fe réfroidir
difficilement, & les membres font encore flafques vingt-
quatre heures après la mort.

Dans la Rofe putride-maligne, la mort n'arrive pas
avant le vingtieme jour : dans la Rofe peſtilentielle,
elle arrive du trois au cinquieme, du fept au neuvieme,
& du quatorze au dix-feptieme jour.

Jugement fâcheux. XXVIII. Si, après les époques
fixées xxiv - xxvj, pour la terminaifon heureufe des
différentes variétés de la Rofe épidémique, la fievre ou
quelques autres fymptômes, foit anciens, foit nouveaux,
continuent ou fe manifeſtent, on peut affurer que la
maladie eſt mal jugée.

Les levains qui ont inoculé ou engendré la maladie
ne font point détruits, & il faut une feconde & peut-

être même une troisieme crise pour en dépurer efficacement les humeurs & juger complettement la Rose. C'est dans de telles circonstances que la maladie se prolonge vers un terme illimité, ou que l'on arrive à une convalescence mal assurée & bientôt troublée par des épiphénomenes fâcheux, qui constituent différentes maladies rebelles & chroniques.

XXIX. De là naissent, à la suite de la milliaire, la gale, ou des dartres; après les pétéchies, le rhumatisme aigu & chronique; après la fluxion des glandes, des engorgements skirreux, des ulceres rebelles, scrophuleux.

La Rose épidémique mal jugée a souvent été suivie d'œdemes, d'infiltrations plus ou moins étendues, & qui ont décidé en peu de temps différentes especes d'hydropisies: telles sont particuliérement celles de la poitrine & du bas-ventre, & même l'anasarque. Chez plusieurs sujets, on a remarqué des hydropisies partielles, qui occupoient seulement tout un côté du corps, depuis la tête jusqu'aux pieds. *Hemiphlegmasie.*

D'autres fois, on a vu naître consécutivement à la Rose épidémique des fievres intermittentes, tierces, quartes; la jaunisse, & même l'ictere noir; la paralysie de quelques membres; des tumeurs considérables aux articulations; des obstructions aux visceres du bas-ventre; des clous, des abcès profonds. On a vu succéder enfin des diarrhées colliquatives, le marasme, & tous les effets qui annoncent une désorganisation générale dans les mouvements & les fonctions essentielles à la vitalité réguliere de nos corps : effets qui, ayant été remarqués de même à la suite de la Courrée Prussienne, établiſſent des grands rapports entre l'épidémie d'automne & celle du printemps, & démontrent qu'ils dérivent d'une même conſtitution.

A U G U R E S

Fâcheux & ſiniſtres.

XXX. La diarrhée qui ſurvient pendant l'éruption & la fluxion, ou qui les précéde, ſi elle ſe continue avec abondance juſqu'au cinquieme jour, eſt fâcheuſe, dans la Roſe épidémique ſimple, ſur-tout ſi l'éruption ou la fluxion en ſont interrompues. Elle eſt mortelle dans la Roſe putride ou maligne.

XXXI. Si la diarrhée qui arrive quelquefois après l'érection de la Roſe, compliquée de la fievre putride ou peſtilentielle, produit des évacuations fréquentes, féreuſes, mouſſeuſes, porracées ou noires & brûlantes, ſans aucune diminution des ſymptômes de la maladie, elle eſt colliquative & mortelle.

XXXII. Le bubon qui arrive dans les trois premiers jours d'invaſion de la Roſe peſtilentielle, annonce une mort très-prochaine. Il en eſt de même de la milliaire maculée ou chriſtalline.

XXXIII. Les ſueurs copieuſes qui arrivent avant la Roſe ſont fâcheuſes, ſi elles épuiſent trop le malade : elles ſont mortelles, ſi elles ne paroiſſent qu'à la tête & à la poitrine, & s'il y a complication, ſoit que la Roſe ſe montre bien ou mal.

Le flux d'urines, à cette époque, dans la Roſe putride ou peſtilentielle, eſt d'un auſſi mauvais augure,

XXXIV. Si la douleur de tête & des reins paffe tout-à-coup, avant qu'on apperçoive la Rofe, & que, d'un autre côté celle - ci vienne difficilement & ne ramene pas la douleur, c'eft un fymptôme très-fâcheux : il eft funefte, fi le pouls fe tient plus ferré qu'auparavant.

XXXV. Si l'urine ne devient pas rouge pendant le développement de la Rofe; fi l'urine, devenue ardente, ne dépofe pas quand la Rofe a paffé le cinquieme jour, c'eft le plus fouvent un fymptôme de mort pro-chaine : autrement, il annonce que la maladie fe change en une autre

XXXVI. Si les efflorefcences ou la fluxion des glandes s'affaiffent tout-à-coup & ne reparoiffent pas bientôt après, c'eft un fymptôme fâcheux dans la Rofe épidémique fimple : il eft mortel dans la Rofe putride ou peftilentielle.

XXXVII. Les tumeurs qui paroiffent fubitement dans les parties glanduleufes, & fpécialement autour des oreilles & fous le menton, font d'un très-mauvais pronoftic, 1°. fi, après avoir été douloureufes, elles deviennent indolentes & s'affaiffent; 2° fi la peau qui les recouvre devient livide, ou s'il y paroît des taches comme des meurtriffures; 3°. fi elles font accompagnées de faignements confidérables aux gencives, au nez, & s'il fort un fang diffous, fétide.

XXXVIII. Le délire, l'affoupiffement, les mouvements convulfifs, le friffon, la difficulté d'avaler, qui fe continuent ou qui furviennent après l'éruption ou la fluxion, font des fymptômes de mort, fi la fievre eft putride ou maligne.

XXXIX. L'efquinancie, la péripneumonie ou fluxion

de poitrine, qui fuccedent à la Rofe; la jauniffe qui la précede ou qui l'accompagne, font d'un finiftre augure : elles conduifent à la mort prompte, ou jettent dans une phtyfie pulmonaire, ou dans une hydropifie incurable.

XL. Les regles immodérées ou pertes, le piffement de fang, les hémorrhagies quelconques, les puanteurs de la bouche qui furviennent, foit avant, foit pendant, foit après la Rofe, font toujours les indices, ou d'une maladie très-longue & d'une terminaifon douteufe, ou d'une mort prochaine.

XLI. La fuppreffion des crachats, la ceffation fubite de la toux, la douleur fixe & brûlante vers le milieu de la poitrine, la fréquence des fyncopes, l'oppreffion momentanée, le hoquet, le temblement, annoncent une maladie très-grave, s'ils arrivent avant l'apparition de la Rofe; & ils font les fignes d'une mort certaine & prompte, s'ils fuccedent à l'éruption ou à la fluxion, compliquées de fievres putride ou maligne.

RÉGIME DES MALADES.

Curatifs généraux.

XLII. Toutes les perfonnes atteintes des premiers fymptômes vij de la Rofe épidémique, doivent mettre en ufage tout ce qui eft recommandé fous ce titre, mais plus particuliérement celles qui feroient attaquées de la fievre putride-maligne, ou de la fievre maligne-peftilentielle.

XLIII. Les malades feront mis à la diete, jufqu'au
jugement

jugement de la maladie. Toutes efpeces d'aliments folides feront interdites, ainfi que les boiffons qui ne feront pas défignées ci-après. Point de bouillon gras pendant tout le cours de la maladie : on le remplacera par le bouillon maigre au beurre & aux petites herbes, dont on donnera une taffe de trois en trois heures. La tifane fe prend dans les intervalles, de quart d'heure en quart d'heure.

Dans la Rofe catharralle fimple, la diete ne doit être auffi rigoureufe que pendant l'érection de la fluxion ou de l'éruption.

XLIV. Les malades doivent être tenus très-propre-ment & à l'abri de l'humidité, autant qu'il fera poffible. On ne confervera point de feu dans leur chambre, fur tout pendant le temps du développement de la Rofe, à moins qu'il ne faffe humide. S'il n'y a point de fievre putride ou maligne, il eft bon d'aller & venir au dehors de la maifon, quand il fait chaud.

XLV. L'air doit être renouvellé dans les chambres des malades attaqués griévement, deux ou trois fois le jour, & il faut y faire au moins une fois les *vaporations*.

XLVI. Pendant l'éruption, les malades ne quitteront pas leur linge ; mais, après le troifieme jour, ils en changeront tous les jours, ou au moins tous les deux jours : &, comme les indigents en manquent ordi-nairement, ainfi que de vêtements, nous invitons les gens aifés dans la paroiffe à leur en fournir pour le temps de la maladie. Outre qu'ils feront un acte d'humanité envers leurs freres, feul capable de les arracher à la mort, ils concourront encore à diminuer les caufes de la contagion, & à éloigner plus promptement le fléau

D

dont ils feroient peut-être bientôt les triftes victimes.

Le linge doit être blanc de leffive & bien fec : avant de le paffer aux malades, on le chauffera à la flamme d'un peu de paille ou de ramiers.

CURATIFS DES SYMPTÔMES.

Variétés, complications & dégénérations de la Rofe.

Pendant l'invafion.

XLVII. Dès que quelqu'un reffentira des fymptômes d'invafion vij de la Rofe épidémique, on le fera vomir de fuite, & on le mettra à l'ufage de *l'eau vinaigrée* ou *oxicrat* pour toute boiffon. *Voyez* le formulaire *à la fin, pour la préparation & l'application de ces remedes, ainfi que pour les autres indiqués ci-après.*

XLVIII. Après les cinq ou fix jours qui fuivront l'emploi du vomitif, s'il ne paroît aucuns fymptômes extérieurs de la Rofe xij, & fur-tout fi ceux d'invafion diminuent ou ceffent, il y a apparence alors que la maladie n'aura pas d'autres fuites. Dans ce cas on purgera une ou deux fois, fuivant l'indication, pour terminer la cure. Mais, fi les fymptômes d'invafion continuent fans augmenter d'intenfité, ils annoncent que la maladie doit prendre fon caractere plus tard : en conféquence, il ne faut pas troubler la marche de la nature par l'ufage des remedes actifs. On doit attendre & s'en tenir à *l'eau vinaigrée* pour boiffon, comme précédemment xlvij.

Pendant la progreffion.

XLIX. Si les fymptômes d'invafion augmentent d'intenſité, & ſi on remarque qu'il s'y en eſt joint d'autres plus graves ix-x, il faut, ſans attendre la reconnoiſ-ſance de la Roſe, appliquer *les veſſicatoires* aux jambes & à la nuque, & donner tous les jours *le lavage émé-tiſé au nitre* dans *l'eau vinaigrée*, à la doſe d'une priſe par pinte de boiſſon.

L. Si la *reſpiration eſt fréquente*, *laborieuſe*, s'il y a *toux*, *oppreſſion à la poitrine*, on mettra les *veſſicatoires* aux deux bras. S'il y a mal à la gorge, on appliquera autour du col le *cataplaſme*, & s'il ne ſoulage pas, on y mettra les *veſſicatoires*. On emploiera le *gargariſme*, s'il y a *inflammation dans la bouche*, & s'il y a des *aphtes*, on les brûlera avec la pierre de *vitriol*. S'il y a *fluxion de poitrine* ou *péripneumonie*, on appliquera ſur le point de côté le *topique*, & ſi la douleur ne paſſe pas, on y mettra un large *veſſicatoire*.

Dans les différents cas ci-deſſus, on ajoutera ſur cha-que pinte d'*eau vinaigrée* qui ſert de boiſſon, une cuil-lerée de *miel*, & on donnera le *looch* juſqu'à la ceſſation de ces ſymptômes.

LI. Si la *vue eſt affeɛ́tée* ou *perdue*, on appliquera les *veſſicatoires* aux deux temples : ſi c'eſt la voix, on les mettra comme dans la ſurdité, derriere les oreilles. Si quelques membres ſont engourdis, paralyſés, on les frictionnera juſqu'à rougeur, deux ou trois fois le jour, & ſi ces ſymptômes perſiſtent, on y appliquera les *veſ-ſicatoires*. Les urtications, ou flagellations avec les *orties*, ſont efficaces.

LII. Si la *langue eſt deſſéchée & douloureuſe* à ſon extrêmité, on trempera le bout dans de *l'eau bien froide* ou dans du *vinaigre pur*.

LIII. La *tuméfaction des glandes du col & autres* se traite comme tous les engorgements glanduleux simples, par l'application du *cataplasme*, &c.

LIV. S'il y a *confusion des idées*, ou *délire*, *convulsions*, *assoupissement léthargique*, on appliquera sur le sommet de la tête, après en avoir coupé les cheveux, une *croûte de pain grillé arrosée de vinaigre*. Ce même topique se met sur le front contre la douleur pongitive entre les deux yeux. Rien ne soulage plus promptement : il se renouvelle chaque deux heures. *Bains de jambes*.

LV. *L'enflure du ventre par météorisme*, la *suppression des urines*, les *coliques violentes* se traiteront par l'application sur le bas-ventre des *fomentations*.

LVI. Dans la *bouffissure*, on pourra faire des frictions seches & locales, soit avec des linges chauds, soit avec la main.

LVII. S'il y a *saignements* ou *hémorrhagies*, on tâchera de découvrir l'endroit d'où sort le sang, & on y appliquera des compresses ou de la charpie, trempées dans *l'eau froide* ou du *vinaigre*.

LVIII. *Les vers.* En quelque temps qu'ils paroissent dans le cours de la maladie, il faut, sans rien déranger au traitement des autres symptomes, donner le *contrevers*.

Pendant l'état.

LIX. Si la Rose est milliaire discrete xiij ou confluente xiv, ou pétéchialle simple xvij, ou fluxionnaire xix, & qu'elle soit avec fievre catharrale simple xxj, on continuera *l'eau vinaigrée* pour boisson. La fluxion se traitera de même que ci-dessus liij. Si l'éruption ne se fait pas comme il faut, on donnera, au lieu d'*eau vinaigrée*, *l'infusion diaphorétique*.

LX. Si la Rose est milliaire discrete xiij`, ou con-
fluente xiv, ou pétéchialle simple xvj, ou fluxionnaire
xix, & qu'elle soit accompagnée de fievre putride-maligne xxij, ou de fievre maligne-pestilentielle xxiij, il
faut continuer l'usage du *lavage émétisé au nitre* dans
l'eau vinaigrée, à la dose de deux prises par pinte de
boisson. On donnera en outre soir & matin une demi-
prise de *kermès dépuratif*.

Mais si, pendant le développement de la Rose, on
s'apperçoit qu'elle sort difficilement, ou si elle s'éteint,
ou s'affaisse trop tôt, ce qui arrive quand les forces
vitales sont trop foibles, épuisées ou altérées, il faudra
de suite remplacer *l'eau vinaigrée* par *l'infusion diaphorétique*, & donner le *lavage anti-septique*, alternative-
ment avec la *potion camphrée*, d'heure en heure. Ces
remedes doivent être continués jusqu'à ce que la Rose
soit rétablie : après quoi, on les cesse graduellement,
& on reprend le premier traitement.

LXI. Si la Rose est milliaire maculée xv, ou christalline xvj, ou pourpreuse xviij, ou bubon xx, soit
qu'elle soit jointe à la fievre putride - maligne où à
la fievre maligne pestilentielle, il faut donner le *lavage
émétisé au nitre* dans *l'eau vinaigrée*, comme ci-dessus,
en observant de doubler & même de tripler la dose du
vinaigre, si les malades peuvent la boire ainsi. On ad-
ministrera en même temps le *lavage anti-septique* & la
potion camphrée, d'heure en heure.

LXII. Le bubon pestilentiel xx se traitera d'abord
par l'application du *cataplasme* rendu résolutif avec le
savon. Si, au bout de ving-quatre heures, la tumeur
ne s'amollit pas, ou si la peau qui la recouvre change

de couleur, il faut de fuite en faire l'ouverture, & on doit préférer, dans ce cas, la pierre à cautere, à l'inſtrument tranchant. L'ulcere ſe panſe avec le *baſilicum* ou le *digeſtif animé*. La ſuppuration doit être entretenue juſqu'à ce que les engorgements qui environnent la tumeur aient diſparu complettement.

Pendant la terminaiſon.

LXIII. Quand la Roſe eſt parvenue à la fin de ſon état xij-xxiij, & que tous les ſymptômes commencent à décroître xxiv-xxvj, on ne donne plus aux malades que *l'eau acidulée*, plus légérement avec le *vinaigre*, ou une *tiſane ſimple*, s'ils ſont dégoutés de cette boiſſon. On les purge deux ou trois fois, ſuivant l'indication, & on les met au régime des convaleſcents.

J'obſerverai ici qu'il arrive quelquefois qu'on eſt obligé de réitérer pluſieurs fois les purgatifs, & même de revenir au vomitif, pour aſſurer la convaleſcence. C'eſt à la prudence & à la ſagacité de l'officier de ſanté chargé du traitement à juger ces différents cas, qui tiennent plus ou moins à des circonſtances qu'on ne peut prévoir ni diſcuter ici.

LXIV. Lorſque la maladie ſe termine par la mort, il ne reſte plus à faire à l'officier de ſanté, dans une ſi malheureuſe occurrence, que de déplorer l'impuiſſance de l'art, & de défendre de laiſſer approcher près des moribonds, d'autres perſonnes que celles qui y ſont abſolument néceſſaires, pour leur donner les derniers ſecours. Mais il doit demander & preſſer l'exécution de tout ce qui eſt recommandé ci-après, ſous le titre des *préſervatifs locaux*, tant pour déſinfecter le lieu où la maladie terraſſe ſa victime, que pour empêcher au dehors les effets de la contagion.

LXV. Le traitement des maladies qui naiſſent con-
ſécutivement au jugement fâcheux xxviij, après une
fauſſe criſe dans la Roſe épidémique, demanderoit pour
chacune un ouvrage particulier, qu'il ſeroit bien impoſ-
ſible de joindre à celui-ci deſtiné uniquement aux
maladies éruptives régnantes : d'un autre côté les détails
dans leſquels je pourois entrer, deviendroient inutiles
aux officiers de ſanté, habitués d'ailleurs à traiter ces
maladies chroniques : je me bornerai donc à placer ici
quelques remarques ſur le traitement de quelques-unes
de ces maladies épiphenomenes ou dégénérées.

LXVI. L'éruption pſorique, ou la gale, qui ſurvient
à la ſuite de la Roſe épidémique, a eu des ſuites fâcheuſes & même funeſtes, quand elle a été traitée par
les répercuſſifs actifs, comme les pommades mercurielles,
la poudre à tirer, &c. Ce qui a le mieux réuſſi en remedes internes, c'eſt le *kermès*, donné comme dépuratif
une ou deux fois le jour avec l'*infuſion diaphoretique*,
aidé de quelques *purgatifs* : en remedes externes, la
pommade au ſouffre.

LXVII. Le rhumatiſme aigu & chronique, les dartres, les embarras des viſceres, ont cédé par l'uſage de
l'*infuſion diaphoretique*; du *kermès* donné comme inci-
ſif & fondant. à petite doſe, & aidé de quelques évacuants des premieres voies, *vomitifs* & *purgatifs*. J'ai fait
joindre avec ſuccès le *ſavon* au *kermès*, quand la maladie
étoit rébelle.

LXVIII. Le *purgatif* N°. 1, donné tous les deux
ou trois jours, aidé du vomitif, quand il y avoit indication, a fait diſparoître aſſez promptement les œdemes,
& ſouvent l'hydropiſie : dans ces derniers cas j'ai

obfervé qu'il réuffiffoit mieux fi on le donnoit alterna-
tivement avec le *lavage émétifé au nitre :* quelques malades ont même été guéris par ce feul remede, donné
dans l'*eau vinaigrée* édulcorée avec le *miel*; dans l'hydropifie de poitrine, le *looch* fait beaucoup de bien pour
aider l'expectoration & diminuer l'oppreffion.

LXIX. La jauniffe, l'ictere noir, les clous, les
abcès & même les fievres intermittentes ont été guéries
avec affez de facilité, par l'ufage du *kermès* & de l'*in-
fufion diaphoretique*, aidé des *purgatifs :* rarement
on a eu befoin de recourir au *kinkina* pour couper la
fievre.

LXX. Je le répete ici, la plupart de ces maladies
confécutives lxvj-lxix, naiffent par vice ou par défaut
de crife, & fouvent à la fuite d'un mauvais traitement
dans la Rofe épidémique. On a toujours le talent de
les empêcher, quand on a foin de diriger fes moyens
curatifs d'une maniere à ne point contrarier la marche
de la nature dans les différentes périodes de la maladie;
quand on peut la réprimer à tems fi elle s'écarte de fon
objet, & quand on fait l'aider dans les circonftances
où elle manque de force pour parvenir à fon but : effets
qui dérivent quelquefois moins de la nature des premieres caufes de la maladie, que de la difpofition des
humeurs dans l'idyofincrafie du tempéramment, mais
qui n'en demandent pas moins toute l'attention de
celui qui veut guérir.

RÉGIME DES CONVALESCENS.

LXXI. Les malades font en convalefcence lorfque la
fievre

fievre & les fymptômes de la Rofe éruptive ou fluxionnaire font paffés. On leur donnera alors, de trois en
trois heures, une taffe de bon bouillon, fait avec le
bœuf. Si on a des *pruneaux* cuits, on peut en donner
quelques-uns, ou des *cerifes* bien mûres.

Le lendemain & jours fuivants, on donnera une ou
deux petites foupes par jour, foit graffes, foit maigres:
cette derniere eft préférable, fur-tout s'il y a des légumes. Si les digeftions fe font mal, on fera boire de l'*eau*
ou de la *tifane commune, ferrées,* en éteignant dedans deux
ou trois fois un fer bien rougi au feu. Ceux qui pourront
avoir un peu de vin en prendront un demi-verre pur,
avant ou après le repas.

Les convalefcents ne doivent jamais approcher près
des malades, & fur-tout de ceux qui font attaqués dangereufement : ils doivent en outre prendre tous les jours
un exercice modéré, hors de la maifon & au grand air,
quand le temps n'eft pas humide.

PRÉSERVATIFS GÉNÉRAUX.

LXXII. Tous les moyens indiqués fous ce titre doivent être employés avec le plus grand foin dans tous
les lieux qui font fitués jufques à deux lieues au nord-
oueft, & jufqu'à trois lieues au fud-eft, dans la circon-
férence des paroiffes où regne l'épidémie, fur-tout fi
elle y eft très-répandue & grave ; &, afin que perfonne
ne puiffe en ignorer, on doit en faire lecture tous les
jours de dimanches & fêtes, à l'iffue de la meffe, en
préfence de tous les citoyens de la commune.

LXXIII. Tous les cadavres d'hommes ou d'animaux

E

précédemment enfouis , qui se trouveront à découvert sur le sol , ou qui ne seront pas à quatre pieds & demi de profondeur dans la terre , seront rechargés dans le plus court délai , de maniere qu'il y ait par-tout quatre pieds de terre au dessus des corps ; & si aucun cadavre à découvert étoit en pleine putréfaction , on y jettera , avant de le charger de terre , un franchard de *chaux vive*, qu'on étendra , tant au dedans qu'à la superficie du corps.

On ne laissera à l'avenir , soit au dedans , soit au dehors des communes & sur le finage , aucune espece de grands ou petits animaux morts , ni débris , ni dépouilles , ni même carcasses : ils seront enfouis comme ci-dessus , dans les vingt-quatre heures.

LXXIV. Les eaux croupies , les amas d'excréments humains , le sang des animaux , les boues puantes , les fumiers de cochons , & toutes les immondices capables de nuire à la salubrité de l'air , de quelque nature ils puissent être , qui se trouveront dans les rues & autour des habitations , & sur-tout dans les lieux où les courants d'air sont resserrés & empêchés , seront enlevés le plus promptement possible. On prendra des mesures de police pour qu'il ne se forme plus de nouveaux foyers d'infection dans les communes.

LXXV. On arrosera matin & soir au devant de chaque maison & au milieu des rues , sur-tout dans celles qui sont le plus fréquentées ou étroites , pendant les temps de chaleur , de sécheresse & de vents.

Tout ce qui est prescrit dans ces trois derniers paragraphes doit être mis à exécution dans toutes les communes des districts de St. Mihiel , Etain , Clermont ,

Verdun & Montmédi, & même dans toutes celles du département de la *Meufe*, où la contagion peut également porter & répandre l'épidémie.

LXXVI. L'intérieur des maifons fera tenu très-proprement, & deux fois par jour on y renouvellera l'air dans les chambres habitées, en ouvrant portes & fenêtres, & après les avoir arrofées avec de l'eau froide. On y brûlera de temps en temps, & particuliérement dans les temps de pluie ou de grands vents, des *bois* ou *plantes aromatiques*, & à défaut des uns & des autres, on emploiera les *feuilles de chêne* ou de *buis* ; le *fon* ou du *foin haché*, qu'on peut encore arrofer d'un peu de *vinaigre*, fi on en a facilement. La fumée du *tabac* eft un préfervatif efficace.

LXXVII. Le foir, à la chute du jour, on allumera des feux de *paille* ou de *ramiers* au milieu des rues, qu'on laiffera brûler pendant une heure, & on aura foin de les allumer fur-tout lorfque le vent viendra des lieux où la maladie regne.

LXXVIII. On boira tous les matins à jeun, en fe levant, un verre d'*eau froide*, dans lequel on aura mêlé environ un quart de *vinaigre*, & moins s'il eft bien fort. Chez les perfonnes délicates ou qui ont la poitrine foible, au lieu d'eau pure, on peut employer quelque *boiffon mucilagineufe*, telle que la décoction de *farine de froment*, ou d'*orge*, ou de *riz*, ou l'*eau panée*.

LXXIX. On fera bien de manger peu de viandes à fes repas, & fur-tout des viandes falées. On donnera toujours la préférence aux légumes, de quelque efpece ils puiffent être, cuits ou cruds. On fera entrer dans les affaifonnements le *vinaigre*, l'*ail*, l'*echalotte*, l'*eftragon*, le *creffon*, les *appétits*, la *pimprenelle*, ou quelques plantes aromatiques, le *poivre* & peu de *fel*.

Les fruits en général font très-falutaires, & fur-tout les aigres : il en eft de même du *lait caillé*, du *fromage blanc*.

Pour boiffon d'ordinaire, on doit prendre le *vin* trempé avec beaucoup d'eau ; mais ce qui convient le mieux, c'eft l'eau dans laquelle on a mêlé deux cuillerées de *vinaigre* par pinte : au lieu de vinaigre, on peut fe fervir de *vin dur & vert*, dont on met un demi-verre pour la même quantité d'eau. La *bierre légere*, le *cidre*, la *pique*, le *petit lait*, le *lait de beurre* & toutes les boiffons acides, font également utiles & efficaces.

LXXX. Si quelqu'un dans la paroiffe éprouve des envies de vomir, mal à la tête, aux reins, le friffon ou quelques-uns des autres fymptômes d'invafion vij, il faut le faire vomir fur le champ. Il fe mettra enfuite à l'ufage d'une pinte d'*eau vinaigrée* pour boiffon, comme ci-deffus lxxix, par jour, & il la continuera pendant fix jours, ou jufqu'à ce que la maladie manifefte fon caraétere : c'eft alors qu'on doit en prévenir l'officier de fanté, chargé d'adminiftrer les remedes dans l'arrondiffement.

PRESERVATIFS LOCAUX.

LXXXI. Tous les moyens prefcrits fous ce titre regardent les communes où l'épidémie regne. Ils y feront donc employés dès les premiers inftants qu'on fe fera apperçu de l'exiftence des maladies éruptives, & on les y continuera jufques à la ceffation entiere defdites ma ladies dans la paroiffe, ou lieux circouvoifins; &, afin qu'ils foient connus de tout le monde, on devra également en faire lecture aux habitants, à l'iffue de la meffe, & en donner lecture ou copie à ceux qui le demanderont.

LXXXII. Tous les moyens prefcrits dans les préfervatifs généraux lxxij-lxxx, feront fpécialement mis en ufage avant tout, excepté l'article lxxvii, qu'on ne pratiquera que dans des temps de pluies longues & très-froides.

LXXXIII. Les inhumations des cadavres humains morts de la maladie régnante fe feront dans les douze heures après la mort, loin des habitations, &, s'il eft poffible, à l'*eft* ou au *nord*, & on ne pourra mettre moins de quatre pieds de terre fur lefdits corps. Les cadavres ne feront point portés à l'églife, afin de ne point répandre & concentrer l'infection & la contagion dans un lieu deftiné à raffembler fréquemment les citoyens. Il n'eft pas moins dangereux que plufieurs perfonnes fuivent de trop près un corps qu'on porte en terre.

On ne fonnera point les cloches à la *maniere lugubre*, tant que l'épidémie durera, afin d'éviter aux malades la trifte & cruelle réflexion que peut-être on fonnera de même pour eux bientôt.

LXXXIV. Tant que le corps de celui qui fera mort de la maladie régnante demeurera dans la maifon mortuaire, perfonne ne doit refter dans la chambre où il eft dépofé, & on doit en tenir les portes & les fenêtres ouvertes, après avoir fermé les portes de communication avec l'intérieur de la maifon. On fera de temps en temps, dans cette chambre & dans le refte de

la maifon, des *vaporations* comme celles ci-deffus lxxvj.
Ces vaporations feront continuécs pendant plufieurs jours
après l'enlevement du corps, & on y expofera les linges,
habillements, couvertures, matelars, & tout ce qui aura
fervi autour du défunt. Outre cela, tout ce qui pourra
fe laver fera paffé à la *leffive*.

LXXXV. Autant qu'il fera poffible, on ne laiffera
coucher perfonne dans une même chambre où il y aura
quelqu'un attaqué de la maladie, & on empêchera, fur
toutes chofes, de coucher avec les malades. On n'ha-
bitera pas la chambre où fera mort quelqu'un de la maladie, avant que les murs euffent été lavés avec de l'*eau
de chaux*, & aérés au moins pendant huit jours. Les
meubles en feront lavés avec de la *leffive*.

LXXXVI. Toutes perfonnes qui approcheront près
des malades, lorfqu'ils feront dangereufement attaqués,
s'oindront les mains, le col, la face, avec du *vinaigre
fort*, dans lequel on aura mis du *poivre*, ou de l'*ail*. On
ne doit pas manger ni boire dans la chambre des malades, & il ne faut en approcher qu'après avoir mangé
quelques aliments.

Il eft fage de ne point demeurer trop long-temps
près des malades attaqués dangereufement, il faut prendre l'air de temps en temps. On doit empêcher encore
qu'on ne leur parle de ceux qui font morts de la même
maladie, & éviter fur-tout le raffemblement de plufieurs
perfonnes dans la chambre. Ce précepte eft auffi utile
pour elles-mêmes qu'aux malades : pour elles-mêmes,
parce qu'en demeurant près des malades, elles s'expofent
à gagner la même maladie par contagion : pour les
malades, parce qu'elles échauffent & corrompent l'air qu'ils

respirent ; ce qui sert beaucoup à les affoiblir. D'un autre
côté, comme on ne peut paroître près des malades sans
porter sur sa figure l'image de la douleur & du danger
dont on les voit menacés, ils y lisent bientôt ce qu'on
ne voudroit pas sans doute qu'ils y trouvassent, un vrai
ou faux prognostic qui aggrave bientôt leur état.

Plus un malade est violemment attaqué, moins il faut
de monde autour de lui ; & on fait précisément le con-
traire en ce pays-ci. C'est ainsi que s'établissent les épidémies, & c'est ainsi qu'elles prennent ensuite toutes les
nuances des plus fâcheuses calamités.

LXXXVII. Mais un des moyens, sans contredit le
plus efficace, pour se préserver de la maladie, c'est de
s'égayer & de n'avoir pas peur de la gagner, & enfin
de n'approcher près des malades qu'autant qu'on y est ab-
solument nécessaire, & avec courage & force d'esprit.
Il faut encore prendre tous les jours un peu d'exercice
au dehors, dans la campagne & loin des foyers où
s'alimente la contagion ; se baigner ou s'éponger le
corps une ou deux fois le jour, avec de l'eau fraîche,
aiguisée d'une très-petite quantité de *vinaigre* ; avoir
beaucoup de sobriété à ses repas, & sur-tout ne pas
s'enyvrer ; enfin, changer souvent de linge, & n'en
mettre que du bien blanc.

COROLLAIRES D'OBSERVATIONS-PRATIQUES.

LXXXVIII. Pendant l'invasion ou la progression de
la Rose épidémique, la saignée est inutile & souvent
dangereuse, même chez les tempéraments robustes &
pléthoriques : elle est mortelle ordinairement, si elle est

employée pendant l'état & à la terminaison des symp‑
tômes.

LXXXIX. Autant les évacuants de l'estomach, ou *vomitifs*, sont utiles pendant l'invasion & la progression des symptômes de la Rose, autant les *purgatifs* y sont contraires & même funestes : ils n'ont de vrais succès qu'après le jugement de la maladie.

XC. Les *boissons acidulées*, même très-fortes, ont toujours réussi comme préservatives & comme curatives, soit qu'on les ait données seules, ou aiguisées avec l'*émé‑tique*, le *nitre* & autres *sels neutres*.

XCI. Les *vessicatoires* ont produit dans tous les cas les plus heureux effets, soit comme exutoires, soit comme des stimulants propres à réveiller les oscillations de la fibre, où à ranimer ou à détourner l'orgasme des matieres mu‑queuses : le *kinkina*, le *camphre*, n'ont pas moins été efficaces sous ce dernier rapport, & comme anti-septiques puissants contre la dissolution gangréneuse & pesti‑lentielle. Les diaphorétiques légers ont constamment réussi, pour provoquer ou rétablir la sortie de la Rose, dans les cas où la nature étoit languissante.

FORMULAIRE DES REMEDES.

Vomitifs. N°. I. *Tartre émétique :* quatre grains pour la prise, qu'on fait dissoudre dans trois gobelets d'eau tiede, pour les administrer à demi-heure de distance. *Il convient aux gens robustes.* 80.

N°. II. *Kermès minéral :* cinq grains pour la prise, qu'on délaie dans un gobelet d'eau. *Il convient de le donner aux tempéraments foibles, faciles à émouvoir, &*

lorsqu'il

(41)

lorſqu'il y a toux ou embarras à la poïtrine. 150.

N°. III. *Ipécacuanha européen* : demi - gros. *Tartre émétique*, un grain : mêlez. La priſe ſe délaie comme le kermès. *Il ſe donne dans les mêmes circonſtances, & ſur-tout dans les cas où il y a diarrhée, enflures œdemateuſes*. 40.

Purgatifs. N°. I. *Rhubarbe & jalap*, de chaq. un ſcrupule. *Crême de tartre*, douze grains ; *diagrede & gomme gutte*, de chaq. trois grains : mêlez. On le délaie dans un verre de boiſſon ordinaire. *Il s'emploie dans les cas ordinaires, & il eſt ſinguliérement efficace contre les œdemes & les hydropiſies*. 200.

N°. II. *Manne*, deux onces, qu'on fait fondre dans un verre d'eau tiede. *Elle ſe donne aux tempéraments les plus foibles, & particuliérement lorſqu'il y a diarrhée*. 24.

Les deux purgatifs ci-deſſus, réunis à demi-doſe chacun, forment un purgatif qui convient aſſez généralement à tout le monde.

Lavage, émétiſé au nitre. Sel de nitre, quinze grains: *tartre émétique*, un grain : mêlez. On en fait fondre une priſe dans une pinte d'eau *vinaigrée*, qui ſe boit dans la journée. 150.

Lavage anti-ſeptique. Kinkinna en poudre, un gros : *ſel commun*, quinze grains : mêlez. Faites bouillir un demi-quart d'heure dans une pinte d'eau, & paſſez. On en prend de deux en deux heures un gobelet. 50.

Potion camphrée. Eſprit de vinaigre radical ſaturé de camphre, quinze gouttes, que l'on mêlera dans une chopine d'*eau miellée*. On la donne par cuillerée d'heure en heure, ou chaque deux heures ſeulement. 60.

F

Looch. Au lieu d'*esprit de vinaigre* ci-dessus, mettez dans la même quantité d'*eau miellée* (*a*) une prise de *kermès vomitif*. On le donne d'heure en heure, comme la potion, après l'avoir bien battu dans la bouteille.

Oxicrat ou eau vinaigrée. Voyez parag. lxxix, titre préservatifs. Elle se boit froide, comme toutes les autres boissons, excepté le bouillon. Il faut en boire plus d'une pinte par jour, si la maladie est grave : un petit demi-verre tous les quarts d'heure.

Infusion diaphorétique. *Fleurs de sureau*, ou *feuilles de buis*, une pincée, qu'on fera bouillir un bouillon dans une pinte d'eau, qui fait la boisson d'un jour. 1 liv. d'esp.

Kermès dépuratif. *Kermès minéral*, un grain : *sucre*, deux grains : mêlez. Délayez dans la tisane. 200.

Contrevers. *Semen-contra*, demi-gros : *jalap & crême de tartre*, dix grains. Il se délaie dans un verre de tisane. On le prend trois jours consécutivement. 100.

Vesicatoires. Poudres de *cantharides*, deux gros, qu'on incorpore dans une petite quantité de *levain* avec du *vinaigre*, f. q. On panse la plaie avec du *beurre frais*, & on doit entretenir la suppuration jusques à la convalescence : avant de les sécher, il faut purger. 60.

Cataplasme. *Mie de pain* cuite *avec du lait*, ou de l'infusion diaphorétique, f. q. On le réchauffe toutes les trois heures, & on le change chaque six heures. Pour le rendre résolutif, on y met un peu de rapure de *savon*.

Topique. On fait chauffer dans une poelle une f. q.

(*a*) A défaut de *miel*, on peut employer, pour la potion & pour le looch, le *jus de réglisse noir* fondu dans l'eau.

d'*avoine* ou de *fon*, qu'on arrofe de *vinaigre*, & on met le tout dans un fachet, pour l'appliquer bien chaud fur la douleur.

Gargarifme. Eau vinaigrée, avec un peu de *miel* : pour le rendre plus efficace, on y ajoute vingt ou trente gouttes d'*efprit de vinaigre camphré* par livre : on fe gargarife toutes les heures.

Fomentations. Décoction de *fon* ou d'*herbes* émollientes, ou bien du *lait*. On trempe dedans des flanelles ou du vieux linge, & on les applique fur le bas-ventre : on les renouvelle chaque deux ou trois heures.

Lavements. On emploie la décoction d'*herbes* émollientes, ou le *petit lait*. Il ne convient d'en donner, dans la Rofe épidémique, qu'autant que le ventre eft conftipé, lorfqu'il y a des coliques, & avant & après l'érection de la Rofe dans la complication putride & maligne.

Vaporations. Voyez le parag. lxxvj.

N. Les dofes des remedes, telles que je les ai fixées, ne peuvent convenir qu'aux adultes : en conféquence, il faudra les diminuer en proportion des âges. On peut prendre à cet égard l'échelle qui fuit.

Aux enfants, jufqu'à l'âge de quatre ans, le demi-quart de la prife.

Depuis quatre jufqu'à dix ans, la moitié, ou un peu moins, de la prife.

Depuis dix jufqu'à vingt ans, & aux vieillards au deffus de foixante & dix ans, environ les deux tiers de la prife.

Il faut d'ailleurs suivre les regles particulieres que preſcriront le plus ou moins de force des ſujets, pour augmenter ou diminuer les proportions établies ci-deſſus : dans tous les cas, il vaut mieux être au deſſous qu'au deſſus de la doſe, ſauf à réitérer le remede.

RÉGLEMENT

Pour la diſtribution & l'emploi des remedes & des autres ſecours, & pour le ſervice temporaire des Officiers de Santé de cantons ou d'arrondiſſements.

1°. Parmi les Officiers de Santé domiciliés dans les cantons, il en ſera nommé au moins un par canton, qu'on prendra dans le nombre de ceux qui ont le plus de capacité & la confiance des communes, pour faire adminiſtrer tous les remedes jugés convenables au traitement des maladies régnantes, & premiérement ceux qui ſont preſcrits dans ce précis. Il viſitera les malades dans chaque commune de ſon arrondiſſement, une fois la ſemaine, dans les lieux où feront employés les *préſervatifs généraux*, & deux ou même trois fois par ſemaine, ſi la gravité des maladies l'exigeoit, dans les paroiſſes attaquées de l'épidémie.

2°. Les conſeils généraux des communes déſigneront quelqu'un d'officieux & de confiance dans la paroiſſe, qui ſera chargé de tenir en dépôt les remedes & tout ce qui ſera donné pour les pauvres, tels que *vêtemens, linges, couvertures, vin* & autres choſes utiles aux beſoins des malades : il ſera également conſtitué pour faire la fourniture & la répartition des *bouillons, alimens, vinaigre*, ainſi qu'il ſera dit ci-après.

3°. Il y aura dans chaque commune où il sera nécessaires d'employer les *préservatif généraux*, une *boîte pharmaceutique*, compoſée de 100 priſes de vomitifs, dont 40 priſes *émétiques* N°. I, 40 priſes *kermès minéral* N°. II, & 20 priſes *vomitif tonique* N°. III, ſuivant le formulaire. On y joindra quinze pintes de *vinaigre*.

4°. Il y aura dans chaque commune où l'épidemie régnera, & dès qu'il s'y trouvera ſix perſonnes attaquées de quelques-uns des ſymptômes graves de la Roſe épidémique, une *boîte pharmaceutique*, compoſée de tous les médicamens du formulaire en même nombre de priſes qu'elles ſont indiquées par les chiffres à la fin de chaque formule. On y ajoutera trois livres de *miel*, ou deux livres de *jus de réglisse noir* ; deux livres de *ſavon blanc* ; une livre *d'onguent baſilicum*, & trente pintes de *vinaigre*.

Lorſqu'il s'y trouvera moins de ſix malades violemment attaqués, ou lorſqu'il s'en rencontrera un plus grand nombre atteints de la Roſe épidémique ſimple & non compliquée, on prendra les remedes ſur *récepiſſé* dans la boîte la plus voiſine.

5°. Les directoires de diſtrict nommeront un apothicaire, qui ſera chargé de fournir aux communes leſdites boîtes, déſignées par les articles 3 & 4, & autres médicamens, ſi aucuns étoient ordonnés par les commiſſaires nationaux de ſanté, à cauſe de complications ou changemens non prévus dans les maladies régnantes.

6°. Aucuns médicamens ne ſeront délivrés par l'apothicaire fourniſſeur, que ſur la demande par écrit de l'adminiſtration municipale dans chaque commune, après la requiſition de l'officier de ſanté de l'arrondiſſement, ou de l'agent de confiance de la paroiſſe.

7°. Il sera donné tous les jours à chaque malade, Deux livres de bouillon maigre, fait avec deux onces de *beurre*, & une petite demi-poignée d'*ozeille* ou autres herbes potageres.

Deux bonnes cuillerées de *vinaigre* dans une pinte d'eau pour la boiffon ordinaire. On n'augmentera cette dofe de vinaigre que dans les cas graves & fur l'avis de l'officier de fanté. Ce bouillon & le viaaigre feront continués jufqu'à la convalefcence.

Le vinaigre fera diftribué, ainfi que ci-deffus, dans les lieux où on fera ufage des *préfervatifs*.

8°. Il fera donné tous les jours à chaque convalefcent, pendant fix jours, le bouillon & la viande d'une demi-livre de bœuf, avec deux onces de *riz* ou de *gruau* cuit dans le bouillon. S'il y a du vin, on en donnera un verre par jour.

Si on ne peut pas fe procurer de la bonne viande, & même lorfqu'il fera bien chaud, on remplacera le bouillon gras, par le bouillon de jaune d'œufs, dont on donnera un matin & foir. Les malades pourront le faire eux-mêmes, en delayant le jaune d'un œut qu'on leur paiera, dans une taffe d'eau bien chaude. Ce bouillon pourra être remplacé auffi par le bouillon maigre chargé de légumes. Dans ces derniers cas on doublera la portion de *riz* ou de *gruau*, ou bien on donnera une livre de pain : les portions doubles feront continuées pendant huit jours à ceux qui n'auront pas eu de viande.

9°. Les fournitures & portions ne pourront être données qu'à ceux dont l'indigence fera bien conftatée par le confeil général de la commune, dans un certificat qui reftera entre les mains de l'agent de confiance, &

fur l'avis de l'officier de fanté. Les malades qui refuferont de prendre les remedes qui leur feront ordonnés ne pourront prétendre aux bouillons ni à la portion d'alimens.

10°. La diftribution des remedes fera faite conformément à l'article 9°.: fi néanmoins d'autres perfonnes que les pauvres avoient befoin de ces remedes, on pourra les leur donner, moyennant qu'elles en paieront le prix. Il fera mis à cet effet dans la boîte par l'apothicaire fourniffeur, un tarif du prix de la prife de chaque médicament.

11°. Il fera tenu un regiftre de toutes efpeces de fournitures, & de l'emploi qui en aura été fait, pour en rendre compte à l'adminiftration, à l'effet d'être payé de tous frais. La répartition des objets donnés par la bienfaifance des citoyens, pour l'ufage des pauvres, fera faite par l'agent de confiance, de concert avec l'officier de fanté, à ceux auxquels il fera jugé le plus néceffaire de délivrer ces fortes de fecours.

12°. Les officiers de fanté tiendront un rôle de leurs vifites dans chaque commune, fur lequel ils infcriront le nom, l'âge, les principaux fymptômes de la maladie, & les remedes qu'ils auront prefcrits jour par jour, pour chaque malade. Ce rôle fera figné après chaque vifite par le maire ou par un officier municipal, & par l'agent de confiance de la paroiffe, & il fera adreffé réguliérement à la fin de chaque femaine, foit direttement, foit par la voie des directoires de Diftrict, à la commiffion de fanté.

13°. Si l'épidémie vient à changer de caractere, ou fi des malades font attaqués de maniere à caufer des

craintes ou de l'inquiétude à l'officier de santé, il ap‑
pellera en confultation un ou deux de fes confreres,
dans les cantons les plus voifins, pour fe concerter avec
eux & prendre leur avis fur ce qu'il ferait convenable
de faire dans cette occurrence. Ils feront enfemble un
mémoire expofitif de la fituation des malades, & des
moyens qu'ils auront prefcrits, & ils le remettront au
maire de la commune, qui l'enverra de fuite, par un
exprès, à la commiffion de fanté.

14°. Dès que l'épidémie aura ceffé dans une commune,
& que les malades feront en convalefcence, l'officier de
fanté difcontinuera fes vifites. Il ne fera de fervice
qu'autant qu'il y fera invité par un billet de la part de
l'adminiftration municipale des paroiffes où il y aura
des malades à foigner atteints de l'épidémie.

15°. Pour conftater la mortalité de l'épidémie, il fera
tenu une lifte de tous les morts, en y diftinguant les
âges & les fexes, depuis l'inftant où les maladies
regnantes fe feront manifeftées dans la commune, &
jufqu'à ce qu'elles y auront ceffé entiérement : au *verfo*
de cette lifte on infcrira comparativement le nombre
des morts aux mêmes époques, pendant les trois années
précédentes. Ce tableau nécrologique fera certifié par
l'officier public, & envoyé après la ceffation de l'épi‑
démie à la commiffion de fanté.

16°. Les officiers de fanté veilleront a l'entiere exécution
de tout ce qui eft prefcrit comme *préfervatif*, dans
toutes les communes de leurs arrondiffemens, & fi au‑
cunes négligences effentielles étoient commifes à cet
égard, ils rappelleront à l'adminiftration municipale,
dans une note qui fera remife au citoyen maire,

combien

combien il eſt urgent de ſe mettre en regle ſur ce point. Dans le cas où il ne ſeroit pas fait droit à cette réquiſition, ils en inſtruiront le directoire de diſtrict.

17°. Les officiers de ſanté, & même toutes autres perſonnes, ſont invitées d'adreſſer à la commiſſion de ſanté leurs obſervations ſur l'épidémie & même ſur les maladies intercurrentes & ſporadiques, ainſi que ſur tout ce qui peut intéreſſer la ſalubrité publique dans le département. Les commiſſaires nationaux accueilleront toujours avec une vraie reconnoiſſance tout ce qu'on croira utile de leur communiquer pour les éclairer ſur les moyens de remplir plus heureuſement le but de leur miſſion. Ils feront également empreſſés de tranſmettre les lumieres qu'ils auront acquiſes par leurs recherches & par leur expérience en ce qui concerne la Roſe épidémique.

18°. Comme le ſuccès des moyens propoſés dans le précis médical, pour prévenir & arrêter les effets déſaſtreux de l'épidémie régnante, dépend ſinguliérement de leur prompte exécution, les corps adminiſtratifs ſentiront la néceſſité de les faire pratiquer de ſuite partout où beſoin ſera, ſuivant l'exigence des cas. Mais, afin que les communes ſoient inſtruites, tant des cauſes préſumées de l'épidémie, que des moyens préſervatifs & curatifs indiqués, il ſera adreſſé, dans le plus court délai, à toutes les municipalités des diſtricts d'Etain, St. Mihiel, Clermont, Verdun & Montmédi, ainſi qu'à tous les officiers de ſanté employés dans les cantons, un exemplaire de cet ouvrage, qu'il ſera libre à tous citoyens de conſulter.

19°. Dès que les moyens que nous avons propoſés ſeront

bien connus, les conseils généraux des communes demeure=
ront responsables de leur inexécution, ainsi que de celle
de toutes autres mesures qui leurs seroient également indiquées dans l'intérêt général du public. Ils rendront compte
tous les huit jours dans un bulletin simple, de l'état de
situation générale des communes, relativement aux
maladies régnantes, ou autres propres à inquiéter les
habitans. Ce compte sera adressé aux directoires de districts ou à la commission de santé, pour être envoyé
ensuite par extrait au directoire du département.

C'est en visitant un très-grand nombre de malades dans différentes communes à l'intérieur du
département de la Meuse, & dans celles qui font limi-
trophes avec le territoire ennemi, & le district de
Longwy, que les commissaires nationaux ont reconnu
les mêmes symptômes & les mêmes causes des maladies
régnantes. Ils ont dû en conséquence prendre & ordonner
des mesures générales & efficaces (telles font celles qui
se trouvent rapportées dans ce precis), tant pour arrêter
la progression d'une épidémie pestilentielle devenue en
peu de tems très-funeste dans les lieux où elle s'est
montrée, & pour anéantir les causes qui ont pû la
produire ou qui pourroient entretenir, propager &
aigrir ses effets, que pour en traiter avec succès les
symptômes divers.

Le plein succès de ces mesures dans plusieurs pa-
roisses, nous donne la confiance de croire que dans
peu nous n'aurons plus à craindre les ravages de ce
terrible fleau, si nos concitoyens secondent nos efforts
d'une maniere aussi puissante que l'intérêt de tous
l'exige.

Nous fommes bien perfuadés que rien ne pourra à
cet égard entraver le zele des communes, & retarder
un inftant l'exécution des moyens propofés, & dont
l'ufage eft inftamment recommandé. Si nous pouvions
être un moment dans l'erreur fur ce point, ce que
nous aurions peine à croire, puifque la fanté & la vie
même de ceux qui auroient pu négliger nos confeils
ou refufer de déferer à notre réquifition, font également
ment expofées à fuccomber par les effets de la contagion
& de la maladie.

Nous allons rapporter ici l'arrêté du département,
& un extrait de différentes lettres officielles, qui doivent lever toutes les difficultées dans l'exécution defdites
mefures générales.

EXTRAIT

*D U procès-verbal des féances du Confeil général du
Département de la Meufe.*

Séance publique du 18 Mai 1793, l'an 2 de la République.

LE Confeil général affemblé, il a été donné lecture
de deux délibérations des Adminiftrations de Diftrict de
Verdun & de St. Mihiel, qui annoncent qu'une maladie épidémique fait des ravages dans plufieurs Communes de ces Diftricts, & que plufieurs Citoyens en
font déja les victimes.

Le Conseil n'ayant rien de plus preſſé que de venir au ſecours de ſes Concitoyens, & d'arrêter dans leur principe les effets dangereux d'une contagion qui, d'après l'avis du Miniſtre de l'Intérieur, ſe fait ſentir vivement dans le territoire de Luxembourg, voiſin de ce Département.

Ouï le rapport & le Procureur-général-Syndic.

Arrête que les Citoyens Harmand, réſidant à Verdun, & Brion, réſidant à St. Mihiel, Officiers de ſanté, ſe rendront, dans les vingt-quatre heures, dans les Diſtricts de St. Mihiel, Étain, Clermont, Verdun & Montmédy, à l'effet de conſtater quelles ſont les cauſes des maladies qui s'y manifeſtent, & d'indiquer les moyens à employer pour en arrêter les effets.

Ces Officiers de ſanté conſtateront le nombre de malades qui ſe trouveront dans toutes les Communautés, & feront aux Corps Adminiſtratifs les réquiſitions néceſſaires pour faire adminiſtrer tous les ſecours convenables, tant en drogues qu'en bouillons : leſquels ſecours ſeront délivrés aux Citoyens dont la pauvreté ſera conſtatée par les Conſeils généraux des Communes ; les autres Citoyens malades recevront deſdits Officiers de ſanté, des ordonnances contenant la méthode qu'ils doivent ſuivre pour leur guériſon.

Ils donneront des ordres pour l'enfouiſſement des cadavres, & indiqueront les moyens d'empêcher les effets de leur corruption, en les conſumant avec la chaux vive, ou de toute autre maniere.

Ils dreſſeront un état ſommaire & par apperçu de la dépenſe que ces ſecours pourront occaſionner : ils le feront adjuger, en préſence du Conſeil général de la Commune ; & , en cas de refus, ils demeurent autorifés à requérir les Communes d'y pourvoir, en les rendant refponfables de l'inexécution.

Tous les huit jours, il fera adreffé au Département un procès - verbal , contenant tous les détails & les fuccès de leurs opérations, à peine d'être rappelés : ils fe concerteront d'ailleurs avec les Corps Adminiftratifs, & demanderont les états de tous les dépenfes qui ont été faites , tant auparavant que depuis l'invafion de l'ennemi , & les enverront au Département.

Expédition du préfent arrêté fera envoyée , tant auxdits Officiers de fanté, qu'à chacun des Directoires de Diftricts qu'ils font chargés de parcourir, & qui font invités à en feconder l'exécution.

F A I T & arrêté en Confeil général , à Bar-fur-Ornin, ledit jour dix-huit Mai mil fept cent quatre-vingt-treize , l'an fecond de la République.

Pour expédition.

Signé, DOUCET, Vice-Préfident , RUPIED, Secrétaire.

LA lettre des Adminiftrateurs qui étoit jointe à l'arrêté, & qui nous a été adreffée, portoit : *Nous remettons à votre zele l'exécution de l'arrêté ci-joint, & le développement de tous les moyens propres à arrêter dans fon principe une maladie contagieufe qui paroît fe manifefter.* . . . . .
Le Miniftre de l'intérieur, en informant les Adminiftrateurs du Département *qu'il regne une maladie con-*

tagieuſe dans l'armée ennemie, ſur-tout vers le Luxem-
bourg, & qu'elle commence à gagner la campagne, ajoute :
La ſanté des ſoldats de la liberté eſt précieuſe : il faut
la conſerver, afin que leur force égale leur courage. Vous
ſentez qu'on ne ſauroit trop multiplier les précautions
pour cela.

Dans la réponſe que l'Adminiſtration de Département
vient de faire aux procès-verbaux & rapports de nos
diverſes opérations concernant l'épidémie régnante &
la ſalubrité publique, & dont les détails principaux ſe
trouvent dans ce précis médical, il eſt dit : *Le Conſeil*
général ne peut que vous réitérer ce qu'il vous a dit, à
l'occaſion des ſoins que vous prenez pour arrêter les pro-
grès d'une maladie funeſte aux ſoldats de la patrie. Il
approuve les meſures deja priſes & autoriſe celles qu'on
pourroit prendre pour les mettre à exécution.

Les commiſſaires nationaux non moins affligés de
l'objet de leur miſſion, que vivement pénétrés de l'étendue
& de l'importance de leurs devoirs envers la choſe
publique, & ne devant rien négliger pour ſatisfaire
autant qu'il ſera poſſible aux ordres qu'ils ont reçus,
donnent l'aſſurance à leurs concitoyens qu'ils feront de
leur côté tout ce qui dépendra de leur miniſtere, pour
les ſauver des déſaſtres dont ils ſont menacés, & pour
répondre à la confiance des adminiſtrateurs, & aux
vues du miniſtre, dont le vœu & les ſollicitudes ſont
exprimés ci-deſſus.

Puiſſions-nous bientôt aſſurer les autorités qui nous
ont conſtitués, & tous nos concitoyens, que nous avons
rempli toute notre tâche ! C'eſt alors que nous jouirons
de toute la plénitude de ce ſentiment ſi pur & ſi

délicat qui n'eſt connu que des hommes d'un vrai civiſme, celui enfin qui n'ait par le ſouvenir du bien qu'on a pu faire à ſa patrie.

Arrêté par la Commiſſion nationale de ſanté, au département de la Meuſe, cejourd'hui vingt Juin mil ſept cent quatre-vingt-treize, l'an ſecond de la République Françaiſe, une & indiviſible.

Signé, HARMAND & BRION.